AF475856

MÉMOIRE

SUR LA

FIÈVRE TYPHOÏDE

ET SUR

SON TRAITEMENT ABORTIF,

PAR J. L. LAMBERT,
Ancien Interne des Hôpitaux de Laon, Médecin de l'Hospice des Orphelins de Blérancourt, etc.

Nam quo celerius ejusmodi tempestates corripiunt, eo maturius auxilia, etiam cum quadam temeritate rapienda sunt.

CORNEL. CELS., liber III, cap. 7.

PARIS.
IMPRIMERIE DE E.-J. BAILLY,
PLACE SORBONNE, 2.

—

1847.

A MESSIEURS LES MEMBRES

DU BUREAU

DE L'ASSOCIATION MÉDICALE

DE

L'ARRONDISSEMENT DE LAON.

MESSIEURS,

Je croirais manquer à mon devoir d'associé, si je négligeais d'appeler votre attention sur un des points les plus importants de la thérapeutique : sur le problème, à ce que je crois, résolu d'un traitement abortif du typhus.

J'ai bien compris tout ce qu'il y a de témérité de la part d'un médecin de bas étage à se poser en penseur, et à soumettre ses idées au contrôle d'hommes experts, de praticiens distingués; advienne que pourra! j'ai confiance en vous, j'ai foi dans mes idées. Le style tranchant et bourru de ce mémoire décèle un écrivain, il est vrai, peu familier avec la presse, mais fortement convaincu de ce qu'il avance.

Puissé-je, Messieurs, avoir le bonheur, je ne dirai pas de vous convaincre aussi, mais au moins de mériter votre approbation!

Dans cet espoir j'ai l'honneur d'être,

Messieurs,

Votre respectueux collègue,

LAMBERT.

De nos jours, plus que jamais, la fièvre typhoïde préoccupe les esprits comme question scientifique et humanitaire. C'est à qui dira son mot sur ce chapitre, et les journaux regorgent d'observations sur cette maladie.

Aussi la fièvre typhoïde a-t-elle été minutieusement étudiée, envisagée sur toutes ses faces et dessinée avec talent par nos grands maîtres, au point que le premier praticien venu peut en reconnaître les traits, quand elle est bien déclarée, et même la présager avant son développement.

Et pourtant ce fléau va toujours décimant nos populations, s'attaquant aux adultes, à ceux-là même qui paraissent le plus à l'abri de ses coups, et se riant de nos théories et de nos remèdes !

Ah ! c'est qu'il ne suffit pas toujours de connaître son ennemi pour le combattre avec avantage, si l'on n'a pas sur lui la supériorité des armes et de l'adresse.

La fièvre typhoïde, si ingénieuse à se métamorphoser, nous échappe souvent au moment où nous croyons la saisir, et quelquefois, sans cesser d'être elle-même, elle affecte des airs de bénignité comme pour nous donner le change et nous laisser dans une fausse sécurité.

Depuis un an environ j'ai traité *cent trente* typhiques, et les succès que j'ai obtenus chez mes malades me donnent le droit de dire aussi mon mot.

Que le typhus (1) prenne le masque qu'il voudra, qu'il revête de préférence l'une quelconque des cinq ou six formes qu'on lui assigne, que le tempérament de l'individu, les ingesta, les circumfusa, décident ou non du choix de la forme qu'il adoptera, cette affection est toujours l'effet d'un empoisonnement, à la manière des fièvres paludéennes.

Les systèmes sanguin et ganglionnaire viscéral reçoivent-ils simultanément, ou alternativement, les atteintes du poison? Qu'importe? toujours est-il que les circonstances de causalité paraissent à peu près les mêmes.

Au reste, essayons de nous rendre compte de ce qui se passe et d'en déduire les conséquences.

(1) J'emploie indistinctement les expressions de typhus et de fièvre typhoïde. Le typhus est le portrait en pied d'une maladie : la typhoïde en est le buste.

Ou l'enveloppe cutanée, ou les membranes muqueuses sont notre premier point de contact avec la matière intoxicante qui nous pénètre; dans l'une ou l'autre de ces deux hypothèses, la circulation servirait toujours de véhicule à ce *quid ignotum, divinum aut diabolicum,* qui donne lieu à tous les désordres, qui frappe de mort les molécules assimilables, de manière à arrêter court le travail de la nutrition.

D'après le savant Becquerel, si l'innervation, ou plutôt, la somme de fluide nerveux produit en un temps donné est en raison directe de l'activité ou de la lenteur avec laquelle s'échangent les molécules dans la trame de nos tissus, les centres nerveux doivent éprouver un déficit considérable dans les typhoïdes, à cause de l'inertie de la nutrition.

Ainsi donc, une fois la substance *typhogène* inoculée, la courbature implique ce déficit dans les produits de fluide nerveux et la maigreur dénonce la paresse ou même la suspension de la nutrition.

Comment après tout ne se laisserait-on pas aller à croire à l'altération primitive du sang, quand on voit les synergies ne se réveiller que vers la deuxième période de la maladie?

Nous pourrions diviser la marche des fièvres graves en trois temps :

1° Ingestion ou absorption du poison.

2° Passage du poison dans le torrent de la circulation.

3° Défaut d'assimilation, lésion des nerfs ganglionnaires, arrêt des fonctions sécrétoires.

Le premier temps — incubation — correspondrait au gargouillement cœcal.

Le deuxième temps — infection — à la formation de l'enduit nacré des gencives (1).

Le troisième temps — dissolution — au déploiement de tout l'appareil typhoïde : prostration, hémorrhagies, pétéchies, escarres, etc.

Les typhiques éprouvent, de leur vivant, les effets de la décomposition cadavérique, et le cœcum, ainsi que les dernières anses de l'intestin grêle, sont le théâtre privilégié de cette fermentation putride.

Or, il résulte de toutes ces considérations la formule toute claire du traitement à suivre dans le typhus. Il peut se traduire en trois mots : évacuer, désinfecter, tonifier.

Élaguons d'abord tous les moyens de traitement connus qui ne cadrent pas avec notre plan de thérapeutique. Commençons par la saignée.

Pour moi les émissions sanguines en général sont inutiles, pour ne pas dire dangereuses. Je ne nie pas qu'un mauvais moyen dans des mains habiles puisse réussir quelquefois; mais cela dépendra de l'auxiliaire, du correctif qu'on emploiera en même temps.

(1) Nouvelle méthode de traitement des fièvres continues. Dr. Ranque d'Orléans. Paris, 1843. — *Quibus in febre ad dentes viscosa circumnascuntur, his febres fiunt vehementiores.* Hipp. sect. 4, *aphor.* 53.

Je proscris pour ma part la saignée dans toute espèce de fièvre grave, fut-elle en apparence de nature inflammatoire. Car je ne crois pas à une inflammation franche et typhoïde, c'est-à-dire à une phlegmasie qui réclamerait tout à la fois et la saignée et le quinquina. C'est pour moi une chose absurde, ridicule.

Je veux bien que l'on rencontre dans les fièvres typhoïdes, comme je l'ai dit plus haut, des métamorphoses imprévues, des réactions, des engouements, des alternances de lésions viscérales, mais tout cela c'est la lutte de la vitalité contre l'agent destructeur; ou bien plus tard ce sont des infiltrations, des stases sanguines dans des organes exténués. Évacuez, mais ne saignez pas.

Passons maintenant aux révulsifs externes.

Les sinapismes sont impuissants contre les congestions. L'irritation qu'ils établissent à la peau tourne le plus souvent au profit de l'engorgement viscéral qu'on veut détruire.

Les vésicatoires, surtout ceux qu'on laisse à demeure, donnent prise à la gangrène qui menace d'envahir l'individu de tous côtés et ne sont après tout que des plaies de plus. Certains malades guérissent ou meurent avec des vésicatoires, d'autres meurent ou guérissent sans cela, voilà tout ce qu'on peut raisonnablement en dire.

Il est bien entendu que je ne repousse les émissions

sanguines, les rubéfiants et les révulsifs que comme moyens curatifs de l'intoxication typhique. Ce n'est pas à dire pour cela, que quand les organes réagissent à la suite du collapsus qu'ils ont éprouvé, ces moyens ne puissent trouver leur place (1).

Mais le temps presse : hâtons-nous d'arriver au but sans craindre le reproche peut-être fondé de manquer d'unité et d'ordre dans l'exposé de nos idées.

Avant tout, il faut reconnaître le terrain et nous bien assurer si l'affection qui nous occupe réunit tous les caractères pathognomoniques de la fièvre typhoïde.

Les fièvres typhoïdes que j'ai eues à traiter depuis près d'un an dans les environs de Blérancourt (Aisne) et dans ceux de Noyon (Oise) offraient en général les symptômes suivants, que je range ici, non selon l'ordre de leur apparition, mais selon l'ordre de leur valeur comme éléments de diagnostic.

PREMIÈRE SÉRIE.

Pyrexie continue avec prostration, peau sèche et brûlante, enduit nacré des gencives, gargouillement cœcal accompagné de douleur iliaque, évacuation

(1) Le poumon, par exemple, qui est un des principaux couloirs de l'économie, a souvent besoin d'une révulsion vers le déclin du typhus. C'est peut-être l'organe qui réclame le plus de soins et d'attention de la part du médecin et celui qu'on surveille le moins.

de matières noirâtres, pouls *bis feriens*, céphalalgie occipitale, anorexie, langue plus ou moins sale, épistaxis, surdité, râles sibilants, crépitants, etc.

DEUXIÈME SÉRIE.

Quant aux pétéchies, aux sudamina, au météorisme, au flux dysentérique, aux engorgements parotidiens, aux escarres gangréneuses des parties soumises à la pression, à l'aspect pulvérulent des cils et des narines, à l'encadrement du nez et des lèvres limité par des rides profondes, je dirai pourquoi je les ai rarement rencontrés dans ma pratique.

Ainsi chaque fois que j'ai trouvé réunis les quatre ou cinq premiers symptômes de la première série, j'ai diagnostiqué : fièvre typhoïde grave, et j'ai employé un traitement que j'appelle abortif et dont le précipité rouge est la base.

Or voici comment je suis arrivé à adopter ce traitement.

L'oxide rouge de mercure, quoique condamné au rôle de médicament externe par tous les formulaires, et considéré comme un poison, pris à l'intérieur, a été signalé dans la gazette médicale (juillet 1846) comme médicament interne capable de rendre de grands services dans les affections typhoïdes.

Bien que les observations citées en faveur de l'emploi de cette substance ne fussent pas très-concluantes, j'ai conçu, après les avoir lues, le projet d'essayer du moyen, mais avec prudence, mon journal à la main.

La disette complète de remèdes sérieusement efficaces à opposer au typhus m'a enhardi à expérimenter celui-là. Les effets merveilleux de la liqueur de Fowler sur les fièvres intermittentes rebelles et sur certaines dermatoses réputées incurables, me donnèrent de l'assurance. Et puis j'avais vécu quelque temps avec un médecin polonais, véritable puits de science, qui me répétait sans cesse : Bornez-vous à trois ou quatre médicaments héroïques; exercez-vous à les manier habilement, et vous ferez des cures prodigieuses. *Ad extremos morbos extrema remedia exquisite optima*. Le mercure était justement un de ses agents de prédilection pour les grandes occasions.

C'est ainsi qu'après quelques essais timides, mais heureux, j'ai arrêté mon plan d'attaque. D'abord pour être plus certain que le bioxide mercuriel posséderait la triple propriété d'évacuer, de désinfecter et de tonifier, je lui ai associé le camphre et l'aloès, et j'ai formulé les pilules suivantes :

Aloès succotrin pulvérisé.		
Camphre id.	}	ãã 5 centigr.
Précipité rouge très-divisé.		

Pour une pilule — 20, ou 30 semblables — une toutes les heures, ou toutes les deux heures, selon le cas.

N'allez pas vous récrier contre ma formule. Pour vous rassurer sur l'innocuité de mon précipité, je commence par vous déclarer qu'un jeune homme de dix-huit ans en a consommé 6 grammes (1) en cent vingt heures et qu'il a parfaitement guéri en sept jours.

Il a moins salivé que s'il eût pris 50 centigrammes de calomel.

Quant à la marche à suivre pour administrer mes pilules, rien de plus simple.

Supposons un adulte de vingt-cinq ans, *sain d'ailleurs*, et pris de fièvre typhoïde grave depuis deux jours. Il y aura pyrexie continue, peau sèche et brûlante, gargouillement cœcal, puis enduit nacré des gencives, etc.

Je prescris une pilule toutes les deux heures et de l'eau fraîche acidulée en grande, très-grande quantité.

Je ferai observer en passant que la vaporisation incessante des fluides dans les pyrexies continues et consécutivement l'amaigrissement progressif du corps nous font un devoir de saturer le malade de

(1) Le fait est authentique et prouve bien qu'il ne faut pas toujours s'en rapporter aveuglément aux traités de matière médicale pour les propriétés et la posologie des substances médicamenteuses.

boissons simples, aqueuses, qui puissent en quelque sorte balancer les pertes qu'il essuie.

Quelques vomituritions, parfois deux ou trois vomissements après les premières pilules jusqu'à ce que l'estomac soit arrivé à l'état de tolérance; des selles fréquentes de matières noirâtres, tels sont le plus ordinairement les effets de cette médication.

Le lendemain et les jours suivants mêmes prescriptions.

J'ausculte très-souvent et très-attentivement la poitrine, pour modifier les boissons, s'il y a lieu. Après 10, 20, 40 pilules (le nombre en varie en raison de la gravité du mal et de l'idiosyncrasie du sujet) les traces de l'infection commencent à s'effacer. Les pulsations diminuent de fréquence, la peau devient plus souple, les gencives se colorent en rose et se dépouillent de leur couche caséiforme; alors l'oxide rouge a fini son rôle.

Remarque-t-on chez quelques-uns un peu de crachottement, ou même de la salivation (1), ces phénomènes coïncident toujours avec un mieux sensible chez le patient.

Par cette méthode abortive le fuligo et les autres

(1) On sait que toutes les préparations mercurielles, depuis l'onguent napolitain jusqu'à la liqueur de Van Swiéten, ont la propriété d'exciter les glandes salivaires. Le bioxide de mercure porte aussi la tache originelle. Il suffit donc d'être en garde pour prévenir ou arrêter à temps la salivation.

symptômes de la seconde série manquent à peu près constamment.

Je termine mon traitement par l'emploi du vin d'Alicante coupé d'eau de froment, du sirop et du vin de kina, quelquefois looch kermétisé, bouillon, etc.

Voilà tout ce dont se compose ma pharmacopée dans les fièvres graves.

Je jugule en propres termes la fièvre typhoïde, en éliminant les matières délétères contenues dans l'appareil intestinal par une purgation continue, en neutralisant le poison, en réveillant la vitalité assoupie dans les organes sécréteurs et en délayant la masse du sang par des boissons abondantes.

La durée moyenne du traitement de la typhoïde chez un sujet *sain d'ailleurs* est de dix jours au plus, non compris la convalescence. Mais celle-ci est bien moins longue qu'à la suite du traitement dit rationnel (1).

Je m'attends à être accusé d'exclusisme. Mais qu'est-ce que le traitement de la pneumonie par les saignées coup sur coup, celui de la fièvre intermittente par la quinine, de la syphilis par le mercure, si ce n'est de l'exclusisme?

(1) La jalousie, intéressée à dénaturer les faits, semait sur mes pas le bruit que j'avais la chance de tomber aux malades le moins attaqués, et la preuve qu'on en donnait, c'est que les miens ne restaient pas deux mois alités et n'avaient pas d'escarres au sacrum.

L'exclusisme, c'est le beau idéal réalisé, c'est la thérapeutique réduite à sa plus simple expression, c'est, enfin, le remède, le vrai, le seul remède à côté du mal. Il serait à désirer que le rhumatisme articulaire, l'épilepsie, etc., eussent aussi leur traitement exclusif, pour épargner au praticien l'embarras du choix des moyens curatifs.

Après tout, qui peut répondre que l'exanthème intestinal, dothinenterique de M. Bretonneau ne soit pas une affection analogue aux dermatoses, à la syphilide, et que l'oxide rouge ne soit pas un spécifique, ou tout au moins un modificateur de cette éruption?

J'ai traité mes six ou huit premiers malades par la méthode qui consiste à combattre les symptômes à mesure qu'ils se montrent; mais j'ai regardé comme un tort d'attendre les événements, d'abandonner la nature à ses propres efforts, en un mot, de faire de la médecine expectante. Quand, à la deuxième période, je voyais s'avancer le cortége de symptômes ataxiques, j'étais honteux d'assister à la maladie, sans y pouvoir rien faire. Heureusement que l'eau sédative de M. Raspail m'est venue en aide!

C'est un hommage que je dois rendre ici à cet illustre chimiste. « L'eau sédative est, selon moi, une bonne fortune pour la médecine. » Je l'en remercie bien sincèrement pour mon compte et pour ceux de mes malades qui en ont fait usage. Depuis que j'emploie le précipité rouge, j'ai rarement besoin de recourir à l'eau sédative; mais je la retrouve pour une infinité d'autres maladies.

Comme la lecture d'une vingtaine d'observations détaillées ne prouve pas grand'chose et ne manque pas d'être fastidieuse, je m'abstiens d'en reproduire ici. Je me bornerai à dire que j'ai dépassé en succès les chiffres établis par les statistiques des praticiens les plus heureux.

Sur 130 fièvres typhoïdes, dont 58 graves, 72 légères, ou bénignes, je ne compte qu'un mort. Encore le sujet était-il tuberculeux. Trois personnes qui ne sont pas comprises dans ce chiffre ont succombé à différentes affections, après avoir eu le typhus et en avoir guéri. L'une est morte d'anévrisme, l'autre de dysenterie, et le troisième d'une pneumonie probablement aussi tuberculeuse.

Il y a eu convalescence bien marquée entre la fièvre typhoïde et la denière maladie.

Maintenant je vais exposer sous forme de propositions le résumé de ce que j'ai dit du typhus et de son traitement.

I.

Les fièvres connues sous le nom collectif de typhoïdes sont dues, de l'aveu de tous les médecins, à un empoisonnement.

II.

L'élément inconnu qui produit le typhus paraît agir d'abord sur le système sanguin, et produire subsidiairement la lésion des centres nerveux, en paralysant la nutrition.

III.

Les muqueuses de l'appareil digestif témoignent les premières de la présence du poison et de son action sur elles.

IV.

L'enduit nacré des gencives, le gargouillement cœcal, la douleur iliaque, la sécheresse de la peau, la prostration réunis impriment à la fièvre continue le cachet du typhus.

V.

La méthode curative des fièvres graves doit consister à évacuer, neutraliser et tonifier.

VI.

Le précipité (1) rouge associé à l'aloès et au camphre remplit parfaitement ces trois indications.

(1) Ou bioxide mercuriel obtenu par la calcination de l'azotate de mercure.

VII.

Le praticien assez habile pour suspendre l'emploi de l'oxide rouge, au moment précis où commence le ptyalisme, recueillera promptement les fruits de cette médication.

VIII.

Le précipité rouge ne devrait s'employer qu'en capsules, ou en dragées, pour éviter le contact immédiat de l'oxide avec la muqueuse de la bouche.

IX.

La durée moyenne du typhus par le traitement abortif est de dix jours, sans la convalescence qui est bien moins longue qu'à la suite de tout autre traitement connu.

X.

Ce mode de traitement n'est pas incompatible avec la médecine des symptômes. Car une fois les trois indications remplies à l'égard de l'empoisonnement, quand un organe trop impatient de réagir se constitue à l'état inflammatoire, libre alors au médecin de recourir aux sangsues, aux vésicatoires, etc.

XI.

Le poumon réclame au moins autant que le tube intestinal la surveillance du médecin. Les lésions du poumon enlèvent plus de malades du typhus que celles des intestins.

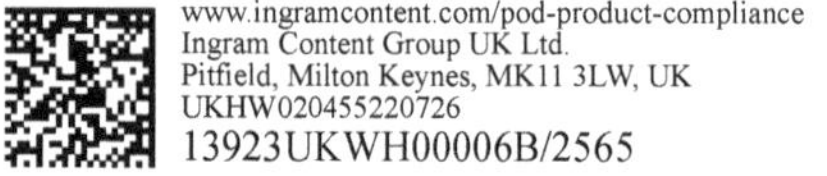

www.ingramcontent.com/pod-product-compliance
Ingram Content Group UK Ltd.
Pitfield, Milton Keynes, MK11 3LW, UK
UKHW020455220726
13923UKWH00006B/2565

9 782016 154571